Desavenières

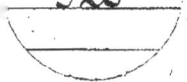

EXAMEN MÉDICAL

DES

EAUX MINÉRALES

DU DÉPARTEMENT DE L'ISÈRE,

D'URIAGE, D'ALLEVARD, DE LA MOTTE ET D'AURIOL;

SUIVI

D'OBSERVATIONS SUR DIVERSES MALADIES;

PAR

F.-S.-F. DESAVENIÈRES,

DOCTEUR EN MÉDECINE DE LA FACULTÉ DE PARIS, CHEVALIER DE
L'ORDRE DU MÉRITE MILITAIRE DE POLOGNE, ANCIEN MÉ-
DECIN DIRECTEUR DES EAUX D'ENGHIEN (PRÈS PARIS),
EX-CHIRURGIEN DES HOPITAUX DE LYON, MEMBRE
DE PLUSIEURS SOCIÉTÉS SAVANTES, ETC.

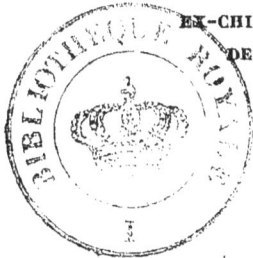

> Les eaux minérales ne deviennent des
> agents de guérison, dans le traitement
> des maladies chroniques et organiques,
> qu'autant qu'elles sont administrées par
> un médecin habile et expérimenté, avec
> prudence et opportunité.

GRENOBLE,
IMPRIMERIE DE J.-L. BARNEL, PLACE NEUVE.

En vente chez REY-GIRAUD, libraire, place Saint-André.

1842

AVANT-PROPOS.

En 1831, j'allai à Varsovie étudier le choléra. Je fus employé en qualité de médecin divisionnaire, soit à l'armée, soit dans les hôpitaux. L'administration générale me témoigna sa reconnaissance des services que j'avais rendus pendant cette terrible épidémie, en m'adressant, le 17 novembre 1831, une lettre dans laquelle elle rendait justice au zèle, à la capacité et au dévouement que j'avais montrés et qui m'avaient mérité la décoration de l'ordre du Mérite militaire de Pologne.

De retour à Paris, j'écrivis au gouvernement le résultat de mes observations sur le fléau indien. L'administration des hôpitaux et hospices de Paris me répondit au mois d'avril 1832 :

« Monsieur,

« M. le préfet de la Seine a renvoyé au conseil la demande que vous lui avez adressée d'obtenir l'autorisation de faire, dans les hôpitaux de Paris, l'épreuve d'un traitement particulier contre le choléra qui a été pratiqué dans les hôpitaux de Pologne auxquels vous avez été attaché.

« Le conseil a désigné pour cet effet l'hôpital Saint-Louis.

« Agréez, monsieur, l'assurance de ma considération la plus distinguée.   *L'administrateur des hôpitaux.* »

Le 17 mars 1833 , M. de Bondy, préfet du département de la Seine, m'écrivit la lettre suivante :

« Monsieur,

« Sa Majesté, sur la proposition de la commission dont j'ai l'honneur d'être président, vous a, par ordonnance royale du 6 février 1833, désigné pour recevoir la médaille décernée par la ville de Paris à l'occasion du choléra. Cette médaille vous sera remise à la mairie du 1er arrondissement, où je vous invite à vous présenter le 26 du courant, à une heure.

« Je me félicite, monsieur, d'avoir à vous annoncer cette marque de gratitude de la ville de Paris pour le dévouement à l'humanité dont vous avez fait preuve pendant la durée de l'épidémie.

« Recevez, monsieur, l'assurance de ma considération très-distinguée.

« *Le président de la commission, pair de France,*
préfet de la Seine ,

« Le comte de BONDY.

« Paris, le 17 mars 1833. »

En mai 1832, je fus nommé médecin directeur des eaux minérales d'Enghien, près Paris. L'épidémie cholérique venait de décimer la population parisienne; chacun fuyait ce terrible fléau et se réfugiait dans les villages voisins qu'il avait épargnés. Enghien, à cause de ses eaux minérales, devint le séjour favori de la classe aisée de la société. Quelques personnes se ressentaient encore des effets consécutifs du choléra ; d'autres avaient des affections chroniques ou organiques ; d'autres, enfin, n'avaient que le mal de la peur. Placé au milieu de ces malades, je leur donnai mes soins, et j'eus le bonheur de les guérir presque tous. Ceux qui ne furent pas guéris alors revinrent à Paris dans un état d'amélioration qui faisait présager un rétablissement prochain.

Ce fut à cette époque que je commençai une série d'observations sur les eaux minérales et d'expériences sur les bains
et les douches, tendant à constater leurs effets sur la respi-
ration, la circulation, la digestion, la transpiration et la
sécrétion urinaire.

Depuis mon retour à Grenoble, j'ai étudié les eaux minérales
du département de l'Isère. J'ai surtout constaté, par des
expériences et par des observations, les bons effets des eaux
d'Allevard. J'en ai obtenu des résultats remarquables. Je les ai
comparés à ceux que j'avais obtenus pendant que j'étais médecin
directeur des eaux d'Enghien, et je les ai trouvés absolument
identiques.

Dans cet examen médical, je serai historien fidèle des
travaux cliniques publiés par les médecins inspecteurs des
établissements de la Motte, d'Uriage et d'Allevard, et je
terminerai cet opuscule par un examen comparé des eaux
d'Allevard et d'Enghien sous le rapport de l'analyse médicale.

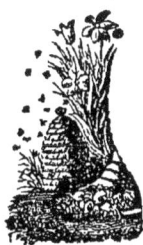

INTRODUCTION.

=

CONSIDÉRATIONS MÉDICALES SUR LES EAUX MINÉRALES.

Tout le monde sait que les eaux minérales sont très-utiles dans le traitement d'un grand nombre de maladies. Mais, pour bien apprécier les avantages que la thérapeutique peut retirer de cette importante médication, il faut donner à l'étude des eaux minérales une autre direction que celle qui a été suivie jusqu'à ce jour ; il faut imposer à ces recherches un caractère d'exactitude sans lequel il n'existe aucune véritable méthode.

Beaucoup de médecins pensent que les eaux minérales agissent en vertu d'un principe occulte, mystérieux, et d'autres en vertu d'une force empirique, perturbatrice, dont l'énergie curative est si

grande, suivant *Bordeu*, qu'il regarde comme in-
curable toute maladie qui a résisté aux eaux
minérales. Tenons-nous en garde contre toute
exagération ; celle de la conviction n'est pas plus
philosophique que celle du doute. L'exagération,
ici comme partout, conduit à de funestes conséquences. Justifions cette assertion en prenant pour
exemple l'affection calculeuse, sur laquelle on a
émis, de nos jours, une théorie qui peut avoir
dans la pratique de graves inconvénients.

Depuis quelques années, on semble revenir à la
médecine empirique ; aujourd'hui, on lui donne
le nom de médecine expérimentale. « La physiologie
expérimentale, dit Magendie, cette belle science si
féconde en applications utiles à la médecine,
m'ayant conduit à des résultats qui jettent un grand
jour sur les causes de la gravelle, qui en dirigent
d'une manière certaine et pour ainsi dire scien-
tifique le traitement, j'ai publié un ouvrage *ex
professo* sur ce sujet ; mon intention était de faire
un premier pas vers cette *médecine expérimentale*,
but où doivent tendre les efforts de tous les hommes
éclairés. »

Et plus loin, il s'exprime ainsi : « La véritable
théorie de l'influence des alcalis sur les acides de
l'urine, et particulièrement l'acide urique, est due
à la nouvelle chimie. »

Il applique ensuite cette théorie au traitement
de la gravelle ; il regarde l'emploi des alcalis comme

moyen curatif de cette affection ; il considère les eaux de Vichy, de Contrexeville, et toutes celles qui contiennent du bicarbonate de soude, comme très-puissantes contre cette maladie. « Aussi, ajoute-t-il, sont-elles, à mon avis et depuis mon expérience, un des moyens les plus efficaces pour combattre les affections calculeuses. »

Maintenant, examinons le jugement que porte sur cette méthode un des médecins les plus célèbres de Paris ; son autorité est d'un grand poids, car elle repose sur une réputation acquise par des succès incontestables dans le traitement des maladies des voies urinaires, vers lequel il a spécialement et entièrement dirigé ses importants travaux.

« Les observations que j'ai à présenter sur la gravelle, dit Civiale, sont essentiellement pratiques. Elles ont pour objet..... d'apprécier la portée de certains procédés chimiques ou pharmaceutiques auxquels on attribue la propriété de fendre ou de disgréger la pierre, et celle de quelques eaux minérales sur lesquelles on cherche à appeler l'attention publique en les présentant comme douées du même pouvoir. »

On ne saurait trop s'élever contre certains médecins de haut renom dont les efforts tendent à remettre en crédit l'action des substances alcalines contre la pierre ; mais ces prétendus lithontriptiques sont jugés depuis longtemps ; il suffit, pour m'absoudre du reproche de toute exagération, de se représenter les malheureux malades longtemps abusés par des espérances fallacieuses et conduits, par la médecine empirique ou expérimentale, à cet effroyable état où toutes les ressources de l'art sont inapplicables et où le praticien est condamné à envisager, les bras croisés, les angoisses au milieu desquelles s'écoulent leurs derniers moments.

Il n'est que trop vrai que la plupart des recherches de nos contemporains n'ont été faites que d'après des idées systématiques arrêtées d'avance et qui ont conduit à des conséquences fausses. Presque toujours, en effet, on a considéré la formation des graviers comme dépendant des seules lois de l'affinité chimique, et l'on s'est borné à chercher les moyens de combattre le jeu de ces affinités chimiques ; puis, dès qu'on a supposé les concrétions formées, tous les efforts n'ont tendu qu'à en procurer la sortie ou la destruction par des procédés chimiques, sans tenir compte des modifications organiques qui leur donnent naissance, ni de la funeste influence qu'elles-mêmes exercent de proche en proche sur l'économie entière par le seul fait de leur continuelle présence. Comme on a généralement pris pour la maladie réelle ce qui n'est que son produit, c'est-à-dire un effet, un résultat d'un ou de plusieurs états morbides, on s'est laissé entraîner à une foule d'interprétations arbitraires, tirées les unes des caractères physiques et de la composition chimique des graviers rendus, les

autres du rapprochement des particularités acci-
dentelles ; dès lors, il n'est pas surprenant que la
plupart des théories qu'on a présentées soient
fausses, puisqu'elles pèchent par la base.

On ne saurait trop le répéter, le plus grand
malheur qui puisse arriver à la science, c'est d'être
livrée aux spéculations de la théorie.

La théorie chimique ne pourrait tout au plus
trouver à s'appliquer qu'au moment où le liquide
urinaire a été amené, par une suite d'états morbides,
aux conditions propres à déterminer la gravelle.
Mais qui a préparé ces conditions? qui a fait pré-
dominer dans un cas l'acide urique, ou l'urate
d'ammoniaque, ou l'oxalate calcaire? Voilà les questions qu'il faut résoudre, si l'on veut soustraire
le traitement médical des calculeux au funeste
empirisme que veut y introduire aujourd'hui un
des partisans de la doctrine et de la médecine
expérimentales, qui veut réduire toute l'histoire de
l'affection calculeuse à des phénomènes d'affinité
chimique.

Terminons ces remarques sur cet important sujet
par les réflexions judicieuses que Leroy d'Etiolles a
insérées dans sa deuxième lettre à l'Académie de
médecine, sur la dissolution des calculs urinaires
et leur traitement chimique.

« Quant aux eaux minérales alcalines, écrit un
praticien, la dissolution de la pierre a été de tout
temps comprise dans l'énumération de leurs vertus,

et cependant il a toujours fallu revenir à la triste
ressource des opérations chirurgicales. Le remède
de Mlle Stephens avait aussi produit des guérisons
apparentes, il y a plus d'un siècle. Entre autres
malades qui y furent soumis, je ne rappellerai que
le ministre anglais Walpoole ; chez lui, les symptômes de la pierre avaient disparu depuis huit ans,
et à sa mort on trouva dans la vessie plusieurs
calculs volumineux. »

Chez d'autres malades, la suspension de la dou-
leur a eu lieu sans qu'ils eussent pris aucun médi-
cament.

« Serait-il vrai, s'écrie Leroy d'Etiolles, que l'on
puisse tenir pendant des années entières les organes
urinaires dans un état anormal et forcer les reins à
sécréter des urines alcalines ? Telle est la prétention
des nouveaux partisans du traitement alcalin admi-
nistré à hautes doses dans l'établissement des eaux
minérales de Vichy. L'expérience, d'accord avec
les lois de la physiologie, nous démontre que cela
est impossible et que tout organe qui porte en lui
un corps étranger de cette espèce doit finir par
s'enflammer, s'altérer et se détruire. »

Leroy d'Etiolles termine ce chapitre en assurant
qu'il ne doute pas que M. *Petit* lui-même, revenu
plus tard de son enthousiasme, ne renonce aux
effroyables doses d'eau minérale qu'il fait avaler à
ses malades.

De ce qui précède, il résulte que la théorie de

la nouvelle médecine expérimentale, uniquement basée sur la chimie moderne appliquée au traitement de quelques maladies et d'après laquelle on emploierait les eaux minérales à fortes doses, peut produire des accidents funestes aux malades.

Quelle est donc la véritable direction que l'on doit imprimer aux travaux de médecine sur les eaux minérales, pour qu'elles deviennent salutaires aux malades?

Nous l'avons dit au début de ces considérations générales : il faut imposer à ces travaux un caractère d'exactitude; c'est donc sous le point de vue médical et thérapeutique qu'il faut considérer les eaux minérales.

Certainement, pour bien apprécier leur action , le médecin ne doit pas ignorer leurs propriétés physiques, leur température, leur composition chimique ; il doit savoir qu'on les a classées, d'après les principaux caractères qu'elles tirent des matières qu'elles contiennent, en 1° salines ; 2° gazeuses acidulées ; 3° ferrugineuses ; 4° sulfurées ; 5° iodurées ou bromurées; 6° acides.

Mais qu'il adopte cette classification comme étant plus conforme à l'état actuel de nos connaissances chimiques; qu'il préfère celle de *Fourcroy* ou de tout autre , peu importe ; les études physiques et chimiques ne sont qu'accessoires ; les principales, celles qui portent un véritable caractère *d'exactitude*, ce sont celles de la médecine et de la thérapeutique.

Ainsi examinées, les eaux minérales ne sont, aux yeux du médecin observateur, que des agents médicamentaux plus ou moins énergiques qui appartiennent à la matière médicale.

Elles seront alors classées, suivant leur manière d'agir, parmi les médicaments purgatifs, apéritifs, toniques, astringents, sédatifs ou stimulants.

Que doit faire alors le médecin qui demande aux eaux minérales la guérison d'une maladie chronique, invétérée, qui a résisté à tous les autres traitements? Sur quelles bases accordera-t-il la préférence d'une source d'eau minérale à une autre? dans quels cas les salines? dans quels autres les sulfurées, les ferrugineuses, les iodurées ou bromurées?

Evidemment, on ne peut parvenir à faire ce choix salutaire aux malades que par l'observation et l'expérience.

C'est par elles que l'on arrivera à la démonstration de la vérité sur les eaux minérales, c'est-à-dire à fixer d'une manière exacte et non pas vague la nature et le degré de leur action dans le traitement des maladies chroniques.

La certitude expérimentale ne s'acquiert que par les faits, et ceux-ci ne sont muets que pour ceux qui ne savent pas les interroger. Quelle immense,

quelle importante collection de faits précieux sur
les maladies chroniques ne peut-on pas recueillir
aux établissements d'eaux minérales....! Et qui peut
en calculer les résultats pratiques ?

L'avenir nous l'apprendra.

La statistique médicale, cette science qui n'est
encore qu'à son berceau ; la statistique médicale ,
appliquée à l'histoire des maladies observées dans
les grands établissements d'eaux minérales , contri-
buera à leurs succès futurs et deviendra par conséquent d'un haut intérêt.

Si un plus grand nombre de médecins observateurs
ont le temps , la patience et le zèle nécessaires à ce
mode de recherches, on verra alors se dissiper ce vague,
ce chaos qui règne encore sur l'efficacité des eaux ,
et on assignera d'une manière exacte, à chacune d'elles,
une place distinguée dans la thérapeutique.

L'idée de considérer chaque grand établissement
d'eaux minérales comme un vaste champ ouvert aux
observations cliniques est une idée médicale qui
sera féconde en résultats pratiques , et chaque médecin inspecteur doit cultiver ce champ, en y
apportant le fruit de ses travaux et de son expérience ; mais qu'est l'observation , si l'on se borne
à compter le nombre de verres d'eau , de bains et
de douches pris pendant le temps du séjour à l'établissement ? qu'est l'observation , dit Broussais , si
l'on ignore où siège le mal.

Rechercher le siége de la maladie est donc le premier objet que le médecin observateur doit bien étudier et bien reconnaître. La révélation des souffrances de l'organe malade nous est faite par la parole de celui qui souffre ; de là, la nécessité de bien interroger le malade.

L'art de bien observer est donc très-difficile, et dans l'histoire des maladies chroniques, cet art est bien plus difficile encore que dans celle des maladies aiguës. Les limites de cet opuscule ne me permettent pas de déterminer quelles sont les diverses conditions que doit réunir une observation pour qu'elle soit bonne et complète. Je me bornerai donc à indiquer les écrivains célèbres qui ont, dans leurs ouvrages, traité des conditions de l'art de bien observer.

L'illustre *Pinel*, dans l'introduction de sa Nosographie philosophique, écrivait : Les faits particuliers, c'est-à-dire les histoires individuelles des maladies internes tracées avec soin pendant leur cours entier, ont été et seront à jamais les vrais fondements de toute doctrine solide.

Sydenham a beaucoup insisté sur la nécessité de ne rien négliger dans une observation, pas même les plus minces détails. Il en est de même des auteurs qui ont marché sur les traces de ce grand peintre, de ce profond historien des maladies.

Le célèbre auteur de l'Histoire des phlegmasies chroniques s'exprime ainsi, dans la préface de cet ouvrage : « Tant que l'art d'exposer les phénomènes des maladies n'aura point acquis cette perfection qui peut-être se lie à celle de la science, celui qui voudra étendre ses idées sur un genre quelconque d'affections pathologiques se verra forcé de remonter à la source première et de recueillir lui-même les faits que la nature, toujours uniforme dans ses opérations, ne cesse jamais de nous représenter. »

Bouillaud, dans son Essai sur la Philosophie médicale (1), pose les règles que l'on doit suivre dans l'art de bien observer. « Pour qu'une observation particulière soit bien faite, écrit ce profond et judicieux observateur, il faut qu'elle soit une exacte et fidèle représentation, une sorte de portrait de l'état du sujet aux différentes périodes de la maladie simple ou compliquée dont il a été affecté.

« Mais, ajoute-t-il, le médecin n'est pas seulement peintre ; il est historien et doit, par conséquent, retracer tous les évènements, toutes les circonstances qui ont modifié le malade, avant et pendant la maladie, circonstances très-multipliées et sur lesquelles nous reviendrons en traitant des causes du traitement, etc. »

(1) Bouillaud, Essai sur la Philosophie médicale, p. 143.

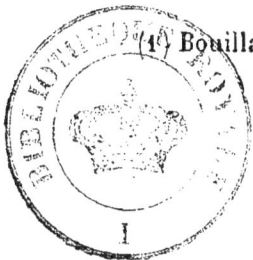

2

C'est donc en suivant ces modèles dans l'art de bien observer, que l'on parviendra , dans les établissements d'eaux minérales, à tracer des observations qui serviront non seulement à éclairer l'histoire des maladies chroniques , mais encore à faire mieux apprécier l'influence thérapeutique des eaux minérales sur le traitement de ces affections.

EXAMEN MÉDICAL

DES

EAUX MINÉRALES

DU DÉPARTEMENT DE L'ISÈRE.

Le département de l'Isère possède quatre sources d'eaux minérales, savoir : Auriol, près de Mens ; la Motte Saint-Martin, Uriage et Allevard.

Examinons chacune d'elles en particulier.

Eaux minérales d'Auriol (près de Mens).

Dans une Notice sur les eaux thermales de la Motte Saint-Martin, l'ancien président de l'Académie royale de médecine, M. le docteur *Bailly*, s'exprime ainsi sur les eaux *d'Auriol :*

« Les deux sources sont situées sur le bord d'un torrent, mais il y a dans le voisinage un beau plateau sur lequel on pourrait bâtir une maison à nombreuses cellules qui seraient très-fréquentées pendant la belle saison. L'acquisition de ces deux fontaines vient d'être faite par M. Accarias. »

Je m'occuperai un jour d'une notice sur ces eaux qui, selon moi, sont supérieures aux eaux de Seltz et de Spa, que nous allons chercher à grands frais chez l'étranger.

PROPRIÉTÉS PHYSIQUES.

Les eaux minérales d'Auriol sont froides, gazeuses, limpides, piquantes et inodores. Elles sont agréables au goût, légèrement acidulées et styptiques.

PROPRIÉTÉS CHIMIQUES.

L'analyse de ces eaux, faite par M. le docteur Leroy, professeur de chimie à la Faculté des sciences de Grenoble, a offert à ce chimiste distingué les résultats suivants :

1° De l'argile très-ferrugineuse ou silicate double d'alumine et de fer ;

2° Du carbonate de chaux ;

3° — de magnésie ;

4° — de fer ;

5° Du sulfate de chaux ;

6° — de magnésie ;

7° — de soude ;

8° Du chlorure de sodium ;

9° De l'acide carbonique à l'état libre et à l'état de demi-combinaison.

PROPRIÉTÉS MÉDICALES.

C'est principalement dans les maladies qui résultent d'une diminution dans la quantité du fer normal du sang que ces eaux , comme toutes celles qui sont martiales , pourraient manifester leur efficacité.

J'en ai constaté les bons effets sur un de mes malades, affecté d'un catarrhe de vessie. Les médecins des localités environnantes, Mens , la Mure, Corps , etc. , ont , à ce qu'on m'assure , à citer des cures nombreuses et inespérées. Espérons que , dans l'intérêt de la science et de l'humanité , ils publieront leurs observations cliniques ; jusqu'à présent , aucun travail de ce genre n'a été publié.

MODE D'ADMINISTRATION.

On pourrait employer ces eaux sous toutes les formes ; on peut les boire pures ou mêlées avec du lait , ou avec les sirops de capillaire ou de guimauve.

On pourrait aussi les administrer en bains et en douches.

—

Eaux minérales de la Motte Saint-Martin.

Le docteur Gachet , médecin de l'établissement de ces eaux, a publié , en 1837, le bulletin de ses observations cliniques.

Parmi les malades qui se sont présentés à la Motte , dit ce médecin observateur , plusieurs étaient *atteints d'affections réputées incurables* par les moyens ordinaires. J'exposerai sommairement , ajoute ce praticien, l'historique de quelques-unes de ces maladies, et me bornerai pour les autres à indiquer le genre d'affection auquel elles appartiennent. Je ferai observer que la plupart de mes malades ont été guéris ou ont subi des modifications qui sont presque toujours suivies de la guérison. En les désignant, je placerai les plus nombreuses en première ligne, en conservant pour chacune le même ordre. — Ce sont, dit-il, les rhumatismes articulaires et musculaires, les sciatiques, la carie, les affectious strucéreuses, l'atrophie des membres, les maladies de *pott*, l'hémiplégie, les tumeurs blanches, les névroses, la paraplégie, les fausses ankiloses, les fleurs blanches, les luxations spontanées, les gastrites, les entorses, les fractures, les rétractions musculaires, l'otile, la syphilis, la blennorrhée, l'engorgement des glandes, la goutte récente, la myélite, le catarrhe bronchique et le catarrhe vésical.

M. le docteur Gachet, après cette longue énumération, trace l'exposé succinct de quelques-unes de ces affections, indique les moyens qui ont été mis en usage et les résultats qui ont été obtenus.

C'est, dit le docteur Bailly, à côté des grandes merveilles d'une nature qui annonce d'immenses déchirements, de terribles cataclysmes, que se trouvent les deux sources bienfaisantes de la Motte Saint-Martin, que la Providence semble avoir placées dans ce gouffre pour consoler l'homme des impressions pénibles que d'abord il éprouve.

L'une s'appelle la source des Dames, l'autre la source du Puits.

Les eaux de la Motte jouissent d'une haute température ; elle est supérieure à la plupart des sources de Vichy.

Dans le court exposé du docteur Bailly, on trouve que ces eaux ont fourni à l'analyse chimique les produits suivants :

Acide carbonique libre ;

Carbonate de chaux ;

  — de magnésie ;

Sulfate de chaux ;

  — de magnésie ;

  — de soude anhydre ;

Chlorure de sodium ;

  — de magnesium ;

  — de potassium ;

Bromure alcalin ;

Silicate d'alumine ;

Crénate et carbonate de fer ;

Manganèse.

Eau.

En comparant ce travail avec ceux de MM. les docteurs Billerey, Breton, Gueymard et Leroy, on verra, dit le docteur Bailly, qu'à peu de chose près on s'est accordé sur la nature et les quantités des principes minéralisateurs.

Ce sont, entre autres, le brome, le manganèse et le crénate de fer.

24

La composition des eaux de la Motte a, sous quelques rapports, de l'analogie avec celles de Bourbonne, dont l'analyse a été faite par MM. Chevalier et Bastien. Celles-ci renferment en effet du brome de potassium à côté d'une forte quantité de chlorure de sodium ; on peut donc les considérer comme *chloro-bromurées*. — *Balard* avait trouvé du bromure de potassium dans les eaux de Balaruc.

Les eaux froides de Cransac renferment aussi quelques produits analogues, mais sous forme de sulfate ; enfin, celles de Provins, dont l'analyse est due aux célèbres *Vauquelin* et *Thénard*, et celles de Pyrmont, offrent des traces de chlorure de manganèse.

Vainement s'est-on étudié à rechercher dans les produits des eaux de la Motte des iodures, des azotates et la strontiane que M. Henry avait signalées ailleurs.

PROPRIÉTÉS PHYSIQUES DES EAUX DE LA MOTTE.

Elles sont incolores et transparentes. Elles n'ont point d'odeur appréciable ; leur saveur est légèrement salée et nullement nauséabonde.

MODE D'ADMINISTRATION.

Les eaux de la Motte sont employées sous toutes les formes ; prises en boisson, à la dose de quelques verres, elles n'ont aucun effet fâcheux. Elles donnent du ressort à l'estomac ; employées en bains à la température de 35° centig., elles fortifient l'action musculaire. Les bains associés aux douches

provoquent d'abondantes sueurs qui semblent af-
faiblir les malades , mais qui , plus tard , ont des
effets salutaires chez des individus d'un tempérament lymphatique.

Je ne possède encore aucune observation clinique sur les propriétés médicales des eaux de la
Motte (1).

Eaux minérales d'Uriage.

L'établissement d'Uriage est situé à deux lieues
de Grenoble , au pied de la chaîne des Alpes dau-
phinoises et dans une jolie vallée.

SOURCES.

Deux sources minérales existent à Uriage, l'une
saline et sulfureuse, l'autre ferrugineuse.

SOURCE SALINE HYDROSULFURÉE.

C'est la principale source minérale d'Uriage ,
celle qui alimente les bains actuels.

---

(1) Ce n'est qu'après l'impression de cet opuscule que j'ai
reçu et que j'ai lu l'*Essai thérapeutique et clinique sur les eaux
thermales et salines de la Motte* , par mon jeune et estimable
confrère le docteur Buissard, médecin inspecteur de l'établissement.

J'éprouve le regret de ne pouvoir donner ici une analyse
de cet ouvrage ; je ne peux qu'exprimer à l'auteur tout
l'intérêt que la lecture de son œuvre m'a inspiré. Cet essai
modeste brille par le goût et la clarté du style ; les histoires
particulières des maladies sont décrites avec méthode et pré-
cision ; elles décèlent le véritable talent d'un bon observateur.

Sa renaissance médicale date de 1820.

La dernière analyse de ces eaux , faite par MM. Breton , professeur à la Faculté des sciences de Grenoble , et Gueymard , a donné les résultats suivants :

Carbonate de chaux ;

—   de magnésie ;

Sulfate de chaux ;

  — de magnésie ;

  — de soude ;

Muriate de soude ;

Hydrogène sulfuré libre ;

Hydrosulfate de chaux et de magnésie ;

Acide carbonique ;

Azote.

PROPRIÉTÉS PHYSIQUES.

L'eau minérale d'Uriage est assez limpide ; cependant, prise à la source même , elle paraît un peu opaline ; exposée au contact de l'air, elle se trouble davantage et devient laiteuse , phénomène dû à la décomposition de l'acide hydro-sulfurique et de quelques-uns des sels. En évaluant sa densité par le poids au moyen de petits vases à densité , on la trouve de 1,007. Sa température est de 22 à 24° centigrades , suivant les saisons.

Son odeur pénétrante décèle la présence de l'acide hydro-sulfurique ; sa saveur est celle des eaux salines hydro-sulfurées. Elle noircit promptement l'argent au contact et même à distance ; elle attaque fortement le fer et beaucoup d'autres métaux, mais elle n'agit pas d'une manière bien prononcée sur les baignoires de zinc dont on se sert ; car ces baignoires , entretenues dans un grand état de propreté , peuvent durer sept à huit ans.

Par suite de sa décomposition partielle, elle laisse déposer du soufre et un peu de carbonate de chaux et de magnésie ; ce sont ces substances qui forment le dépôt ou la boue minérale d'Uriage , et ce dépôt s'amasse dans tous les lieux où l'eau minérale séjourne sans être parfaitement à l'abri du contact de l'air. Mais le soufre est la partie dominante : aussi brûle-t-il sans presque laisser de résidu.

SOURCE FERRUGINEUSE.

M. le docteur *Billerey* , le premier , s'aperçut qu'une autre source coulait à côté et parallèlement à la première , avec laquelle ses eaux allaient se mêler en formant un dépôt noir et abondant. C'est simplement de l'eau ferrée , comme s'en est assuré le docteur Gerdy qui a fait, en 1838, un très-beau travail sur les eaux minérales d'Uriage et dont cet aperçu n'est que le résumé succinct et analytique.

PROPRIÉTÉS PHYSIQUES DE LA SOURCE FERRUGINEUSE.

Elle est inodore et assez limpide , mais elle présente une légère teinte jaunâtre , même après filtration. Elle a une saveur ferrugineuse assez forte.

PROPRIÉTÉS CHIMIQUES.

Traitée par la poudre de noix de galle , elle prend une couleur vineuse bien prononcée , qui est moins forte , mais encore très-évidente, lorsque l'eau a été préalablement filtrée. — Par le chlorure de sodium , point de précipité. — Par le cyanure jaune de potassium et de fer, et par la teinture de noix de galle , après l'addition d'un peu d'acide chlorhydrique , précipité bleu dans le premier cas, noir dans le second. L'eau évaporée à siccité , le résidu traité par l'acide hydrochlorydique étendu , puis cette dissolution précipitée par le chlorydrate d'ammoniaque et le précipité calciné , M. le docteur Gerdy a trouvé par litre cinq à six centigrammes de peroxide de fer ; il y a , dit-il en outre , des bases terreuses et une matière organique non azotée.

PROPRIÉTÉS MÉDICALES DE LA SOURCE FERRUGINEUSE.

M. le docteur Gerdy a employé cette eau dans des cas de chlorose , de débilité de l'estomac, d'aménorrhée , de dysménorrhée , et il assure n'en avoir vu que de bons effets.

PROPRIÉTÉS MÉDICALES DE LA SOURCE D'URIAGE HYDRO-SULFURÉE.

Dans la deuxième partie de son travail sur les eaux minérales d'Uriage, le docteur Gerdy examine l'influence physiologique et thérapeutique de la source sulfureuse et saline d'Uriage , et successivement l'action de l'eau prise en boisson et les effets des bains minéraux.

Il traite ensuite de l'action de l'eau d'Uriage dans les maladies spéciales : 1º de la peau ; 2º des ulcères; 3º des scrofules; 4º des rhumatismes et de la goutte ; 5° des maladies du cœur ; 6° des névroses ; 7° des maladies de la matrice ; 8° de la syphilis constitutionnelle.

Il donne ensuite des observations chimiques qui montrent les résultats obtenus dans des cas divers ; chacune de ces observations , bien décrite et accompagnée de réflexions et de remarques qui décèlent un observateur judicieux.

MODE D'ADMINISTRATION DES EAUX D'URIAGE.

L'eau minérale sulfureuse d'Uriage , prise en boisson, excite quelquefois au point que l'on doit toujours commencer par en faire usage à petite dose; deux ou trois verres suffisent pendant les premiers jours , et leur plus grande dose ne doit jamais être portée au-delà d'un litre et demi. Ces eaux sont moins désagréables à boire chaudes que refroidies. Souvent on les coupe soit avec du lait, soit avec une tisane adoucissante, afin de les faire supporter aux personnes d'une constitution délicate. Mais il faut , par la suite, que les malades s'efforcent de la boire pure, son effet étant alors plus certain. On peut en faire usage aux repas sans inconvénient.

Eaux minérales d'Allevard.

DESCRIPTION DE LA SOURCE.

A l'extrémité sud-est d'Allevard , à l'entrée de la gorge où gronde et se précipite le torrent de Bréda, sur la rive gauche, près de son eau toujours bouillonnante, et sous le chemin même qui conduit à la fonderie et aux communes de Pinsot et de la Ferrière, ont été creusés, il y a peu d'années, une galerie et un puits destinés à recueillir l'eau minérale et sulfureuse.

En approchant de la galerie, et vingt ou trente pas avant d'y arriver, les passants se trouvent avertis de la présence de l'eau sulfureuse, par l'odeur caractéristique qui s'en dégage.

Cette odeur n'a pas toujours la même intensité ; elle paraît plus forte et s'étend plus loin que d'ordinaire quand le mercure du baromètre s'abaisse et que le temps est à l'orage.

Parvenu jusqu'à la tranchée, on aperçoit l'eau sulfureuse couler au-dessus d'un limon noirâtre, véritable boue minérale, à la surface de laquelle flottent une multitude de petits corps ou filaments blanchâtres, tremblottants, fixés à des débris terreux ou à des radicules.

Une seule source prend jour dans la galerie. Elle coule vers le nord-ouest, c'est-à-dire en sens contraire du Bréda.

PROPRIÉTÉS PHYSIQUES DE L'EAU MINÉRALE D'ALLEVARD.

Quand elle est restée vingt-quatre heures en repos, et qu'on l'examine dans l'intérieur même de la galerie, cette eau est parfaitement transparente et d'une couleur verdâtre ; des bulles de gaz s'en dégagent à sa surface et donnent lieu à un bouillonnement assez fort.

Examinée dans un verre et quand elle vient d'être puisée à sa source, l'eau sulfureuse d'Allevard est incolore et d'une limpidité parfaite.

Dès qu'elle est exposée au contact de l'air et qu'on l'agite, elle perd sa limpidité et devient trouble.

Quand l'eau vient d'être puisée, l'odeur hépatique, odeur d'œufs pourris, qui lui est propre, est à peine sensible; mais après quelques moments elle devient très-forte. Cette odeur fétide devient très-désagréable et intense par l'agitation qui favorise le dégagement de l'acide sulfurique.

Cette eau a une saveur fraîche et un peu astringente; mais bientôt la saveur d'œufs pourris se fait sentir d'une manière très-prononcée.

Quand on plonge la main dans l'eau minérale, à la source même, on n'éprouve d'autre impression que celle qui serait déterminée par l'eau commune à la même température.

L'eau d'Allevard contenant peu de substances salines, sa densité ne diffère guère de celle de l'eau distillée.

La température de l'eau sulfureuse d'Allevard est constamment de 13° Réaumur, ou 16° deux dixièmes centigrades.

Cette constance de la température a été observée aussi par le docteur Chataing.

PROPRIÉTÉS CHIMIQUES.

L'ouvrage dont je viens d'extraire les deux articles précédents, sur la description de la source

et les propriétés physiques de l'eau minérale d'Allevard, est dû aux travaux de M. le docteur Dupasquier, professeur de chimie à l'école secondaire de
médecine de Lyon (1); c'est une œuvre complète.
On y trouve réunies la description la plus pittoresque
des lieux, les recherches les plus exactes de l'analyse
chimique et des considérations médicales du plus
haut intérêt.

Il résulte des longues et laborieuses recherches
chimiques auxquelles le savant professeur s'est livré
pour analyser l'eau sulfureuse d'Allevard, qu'elle
est composée des principes suivants :

1° *Produits solides :*

Carbonate de chaux;
— de magnésie;
— de fer ;
Sulfate de soude;
— de magnésie ;
— de chaux;
— d'alumine ;
Chlorure de sodium ;
— de magnésie;
— d'aluminium;
Matière bitumineuse.

(1) Histoire chirurgique, médicale et topographique de
l'eau minérale sulfureuse d'Allevard (Isère), par Alphonse
Dupasquier, professeur de chimie à l'école secondaire de
médecine de Lyon.

Glairine, — quantité indéterminée ;

2° *Produits gazeux :*

1° Acide sulfurique libre ;

2° Carbonique ;

3° Azote.

Il résulte d'un tableau comparatif des eaux d'Allevard, d'Uriage et d'Aix en Savoie, par M. Dupasquier, qu'il y a environ huit fois plus d'acide sulfurique dans l'eau d'Allevard que dans celles d'Aix en Savoie et d'Uriage (1).

L'analyse ayant démontré que l'eau d'Uriage est plus saline que sulfureuse, tandis que celle d'Allevard est au contraire peu saline et très-sulfureuse, il résulte de là que les maladies chroniques, dans lesquelles le principe sulfureux agit avec plus d'énergie que le principe salin, seront traitées avec plus d'efficacité par les eaux d'Allevard que par celles d'Uriage.

PROPRIÉTÉS MÉDICALES DE L'EAU D'ALLEVARD.

L'eau sulfureuse d'Allevard peut, suivant la nature des maladies, l'état des organes et la constitution des malades, produire une action thérapeutique, tantôt sédative, tantôt tonique, excitante, révulsive ou plutôt perturbatrice, tantôt spécifique.

Ces trois modes d'action, bien différents, constituent trois espèces de médication très-utiles dans le traitement des maladies chroniques, et dont le

(1) Ouvrage cité, pag. 282.

choix est déterminé par la nature de l'affection morbifique.

L'eau minérale d'Allevard peut être administrée en boisson, en bains et en douches.

L'eau doit être donnée à petites doses dans le commencement du traitement et coupée avec du sirop ou du lait; on la donne ensuite pure quand on veut rendre plus énergique son action thérapeutique.

On administre l'eau d'Allevard en bains à une température froide, tiède ou chaude, suivant l'effet thérapeutique que l'on veut obtenir. A la température de 29 à 34° Réaumur, ou 36 à 42 degrés centigrades, on détermine une act on très-excitante qui peut produire ou d'abondantes sueurs ou diverses éruptions cutanées.

On administre aussi l'eau sulfureuse d'Allevard en douches liquides ou en vapeur, en douches écossaises, ou alternativement chaudes et froides.

On l'administre encore en demi-bains, pédiluves, manuluves, lotions, fomentations, injections, cataplasmes, etc.

OBSERVATIONS CLINIQUES.

Sous le titre d'Annuaire pathologique de l'établissement thermal d'Allevard, M. le docteur Chataing, médecin inspecteur, a publié, de 1838 à 1842, les histoires particulières des maladies qu'il a observées dans l'établissement, il les a rapprochées d'après leur nature et leur classification.

La première partie comprend les dermatoses ou maladies de la peau.

La seconde, les maladies syphilitiques.

La troisième, les maladies chirurgicales.

La quatrième, les affections rhumatismales.

La cinquième, les névroses.

La sixième, les maladies de la matrice et de ses dépendances.

La septième, les maladies du cerveau et de la moelle épinière.

La huitième, les maladies du système lymphatique.

La neuvième, les maladies des membranes muqueuses et séreuses, telles que catarrhes pulmonaires chroniques, phlegmasies viscérales, hépatite.

Il termine cet important recueil par un résumé, et un tableau synoptique des annuaires pathologiques depuis 1838 jusqu'en 1841.

Dans ce vaste tableau des histoires particulières, des maladies chroniques traitées à l'établissement thermal d'Allevard, mon estimable et laborieux confrère le docteur Chataing s'est montré judicieux observateur, et, pour me servir de l'expression de Sydenham, il a été tout à la fois, dans la description de la nature, du siége et des symptômes de la maladie, *peintre habile et historien fidèle*, de même que dans le traitement, en administrant les eaux d'Allevard sous toutes les formes, les succès brillants qu'il a obtenus ont prouvé qu'il réunit le tact d'un médecin à la prudence et à l'expérience du praticien.

Il résulte de cet examen qu'il y a , dans le département de l'Isère , une source d'eau ferrugineuse à Auriol , près de Mens ; une source d'eau saline thermale à la Motte Saint-Martin , remarquable par sa température plus élevée et par ses principes minéralisateurs très-énergiques ; enfin , deux sources d'eau saline et sulfureuse , l'une à Uriage , l'autre à Allevard.

Considérée sous le point de vue médical et thérapeutique , chacune de ces sources mérite d'être étudiée par le médecin , afin de constater leurs propriétés curatives d'une manière exacte , c'est-à-dire par les résultats de l'observation clinique ; il faut bien le reconnaître , et il faut le publier. Eh bien ! dans la médecine pratique et en thérapeutique , sous le rapport des eaux minérales , nous ne sommes pas encore arrivés à ce degré de certitude qui résulte du nombre et de la valeur des faits cliniques. Voyez ce qui est arrivé à Vichy. On s'est trop hâté de prôner les propriétés médicales et curatives de ses eaux dans le traitement de la gravelle et de la goutte. J'ai démontré , dans l'introduction de cet opuscule , que ces propriétés sont encore incertaines.

Jusqu'à présent , en comparant les faits pathologiques recueillis dans les trois établissements d'eaux minérales que possède le département de l'Isère, nous pouvons affirmer que c'est celui d'Allevard qui offre le plus de certitude sous le rapport de la statistique médicale.

Je me proposais, dans cet examen, de comparer les faits pathologiques de chacun de ces établissements ; mais les matériaux que je possède n'étant pas encore assez nombreux, je me bornerai, dans cet opuscule, à établir, d'après les résultats d'observations cliniques, l'analogie remarquable qui, sous le rapport de leur action médicale et thérapeutique, existe entre les eaux sulfureuses d'Enghien et la source de l'eau minérale d'Allevard, analogie qui a été si parfaitement démontrée, sous le rapport de l'analyse chimique, par M. le docteur Dupasquier.

En 1832, l'établissement des eaux d'Enghien était un peu déchu de l'état de prospérité dont il avait joui pendant les premières années de la restauration. La célébrité de vogue qu'il avait obtenue à cette époque tenait à une circonstance tout à fait étrangère à la vertu de ces eaux minérales.

En 1815, le père Elisée, médecin de Louis XVIII, conseilla à ce prince l'usage de ces eaux sulfureuses. Pendant quelques années, il s'en trouva fort bien ;

les jambes de ce souverain, qui s'étaient largement
ulcérées à la suite d'habitudes sédentaires, stu-
dieuses et même gastronomiques, prirent un meil-
leur aspect, et l'amélioration notable qui survint
dans la santé du prince donna une grande réputation aux sources d'Enghien, qui avaient produit
ces changements remarquables. *Alibert* les prôna,
et elles obtinrent dans le monde et dans le public
médical un prodigieux succès. Mais, après la
révolution de juillet, l'établissement des bains
d'Enghien périclita. Sa prospérité avait été soutenue
par le zèle et la fortune de M. *Péligot*, habile
administrateur qui a généreusement aliéné, pour
cette fondation, des sommes énormes.

En 1832, l'administration de la caisse hypothé-
caire, qui avait acquis de M. Péligot cet établissement, me nomma médecin directeur. Lorsque e
me rendis à Enghien, au mois de mai de la même
année, j'y trouvai une nombreuse société.

L'établissement des bains, situé sur les bords de
l'étang, contenait de jolies habitations pour environ
deux ou trois cents visiteurs, une trentaine de
cabinets de bains, huit ou dix douches en zinc, mais
dans un état de délabrement qui exigeait de
promptes et urgentes réparations.

A peine installé dans mes fonctions, je me mis
en rapport avec les personnes qui habitaient l'établissement. On y remarquait Mmes la baronne de
Bony, la maréchale de Maillé, la marquise de la

Tour du Pin , la baronne de Damas ; MM. les ducs
de *** et de *** ; le comte de *** ; M. Barthe-Labastide, ancien directeur des postes ; plusieurs banquiers
et , entre autres , M. de Lunéville et sa famille ;
plusieurs officiers supérieurs., et entre autres M. le
chef de bataillon Schoumara , attaché à l'état-major,
etc.

Le château de Saint-Gratien , l'ancienne habi-
tation du célèbre maréchal de *Catinat* , était habité
par M. le marquis de Boucher, qui avait épousé la
nièce de Mgr de Quélen , archevêque de Paris. Les
bâtiments de la pêcherie étaient occupés par Mme
la baronne de Damas ; enfin, dans les maisons
voisines et aussi dans les villages voisins , à l'ermi-
tage de J.-J. Rousseau et de Grétry, et jusqu'à
Montmorency et dans les autres villages voisins ,
beaucoup de familles avaient fixé leur résidence.
Le comte de Comar, seigneur polonais , occupait à
Enghien , avec toute sa famille et de nombreux
domestiques, une des plus belles maisons du vil-
lage. Mon estimable confrère , M. le docteur
Herrisson., médecin ordinaire du comte de Comar ,
résidait au sein de cette famille polonaise et lui
donnait les soins les plus assidus.

Enfin , plusieurs personnes qui , à Paris , avaient
été atteintes du choléra , étaient venues à Enghien
pour rétablir leur santé par l'usage de ses eaux
sulfureuses.

De toutes les affections chroniques dont j'ai recueilli

à Enghien les observations cliniques, les plus remarquables sont les dermatoses, les hépatites, les
métrites, les gastrites, les gastralgies et le catarrhe
chronique de la vessie.

Je me bornerai à en citer quelques-unes.

Gastralgie ; dartre surfuracée. — Guérison.

M. de L***, banquier, âgé de quarante-huit ans,
tempérament nerveux et lymphatique, constitution
faible, avait, pendant qu'il habitait Paris, ressenti
de légères atteintes du choléra, c'est-à-dire quelques symptômes de cholérine ; ensuite, pendant les
premières semaines de son séjour à Enghien, une
dartre surfuracée à la cuisse gauche, qui était indo-
lente depuis plusieurs années, lui causa une vive
démangeaison et même une cuisson insupportable;
ces douleurs cutanées étaient accompagnées de perte
d'appétit, d'éructation, d'envie de vomir et de
diarrhée. La langue était blanche, le creux de
l'estomac était douloureux. Le pouls était nerveux.
Je lui administrai l'eau sulfureuse en boisson, un
tiers d'eau pure sur deux tiers d'eau gazeuse et de
sirop de pavot; deux et trois verres par jour; un
bain d'eau sulfureuse tiède et une douche sur la
dartre.

Le lendemain, même médication; trois jours
après, le malade a de l'appétit, et après vingt jours

de ce traitement, dans lequel dix douches et dix
bains furent administrés à M. de L***, sa dartre
surfuracée avait disparu, et tous les symptômes
gastriques avaient complètement cessé. Un an après,
j'ai revu M. de L*** : il jouissait de la plus parfaite
santé.

DEUXIÈME OBSERVATION.

Métrite chronique, gastralgic, hystérie chronique.

Mme la baronne de B***, âgée de cinquante
ans, d'un tempérament nerveux et lymphatique,
avait eu dans sa jeunesse plusieurs couches laborieuses, des revers de fortune et de profonds chagrins.
Douée d'une grande fermeté de caractère, elle parvint,
par une bonne et habile administration de ses biens,
à rétablir sa primitive opulence. Mais sa santé, déjà
altérée, le devint davantage par ces travaux intel-
lectuels. A l'âge de trente et quelques années, elle
commença à ressentir des douleurs dans la région
hypogastrique et lombaire. Une constipation douloureuse, des difficultés et des besoins fréquents
d'uriner accompagnés d'assez vives douleurs, des
pertes tantôt rouges, tantôt blanches.

Traitée par un des premiers chirurgiens de la
capitale, ces symptômes graves s'amendèrent,
mais la santé de Mme la baronne de B*** fut chan-
celante pendant un grand nombre d'années. Consulté par elle pendant son séjour à Enghien, je

reconnus que l'affection chronique de la matrice était
la cause principale de tous les autres états morbides,
tels que l'hystérie, la gastralgie et plusieurs autres
phénomènes nerveux très-remarquables. Le moindre
bruit fatiguait la malade ; il fallait lui parler à voix
basse ; l'estomac ne digérait que difficilement les
aliments les plus légers.

Pendant un mois, des demi-bains tièdes d'eau
sulfureuse furent administrés tous les jours ;

Et tous les deux jours une douche, tantôt sur la
région lombaire tantôt sur la région hypogastrique.

Cette médication, combinée avec un régime doux
et quelques antispasmodiques, rétablirent la santé
de madame la baronne de B***.

TROISIÈME OBSERVATION.

*Hépatite chronique, hypocondrie, blessures
anciennes.*

M. le commandant Schoumara, âgé de 42 ans,
d'un tempérament bilioso-nerveux, d'une constitution forte, quoique d'une structure organique maigre
et sèche, mais osseuse, avait éprouvé pendant
plusieurs années de grandes injustices militaires. De
là de profonds chagrins. Son caractère et sa santé
s'altérèrent simultanément. Un engorgement se
manifesta à droite, à la base de la poitrine, en-
dessous des dernières fausses-côtes ; cette tumeur
était douloureuse au toucher. La peau prit générale-

ment par tout le corps une teinte couleur de paille.

Constipation opiniâtre, urines blanches et fréquentes, accès d'hypocondrie se renouvelant fréquemment , douleurs vives dans les cicatrices d'anciennes blessures, toutes les fois que le temps devenait orageux. Consulté par le commandant Schoumara, je reconnus sur cet officier supérieur une hépatite chronique , compliquée d'irritation nerveuse dans les organes digestifs. Je lui fis administrer des bains sulfureux chauds tous les jours, et des douches tous les deux jours sur la région lombaire droite.

Un mois après cette médication, M. Schoumara quitta Enghien. L'engorgement du foie avait disparu.

QUATRIÈME OBSERVATION.

Catarrhe chronique de la vessie.

M. Barthe-Labastide, ancien directeur des postes, vint aux eaux d'Enghien dans le courant du mois de juin 1832, d'après les conseils de son médecin , M. le docteur Civiale. Depuis plusieurs années , ce malade souffrait d'un catarrhe chronique de la vessie. Les urines déposaient au fond du vase des filaments blanchâtres , et qui contractaient par le repos des adhérences au fond et aux parois du vase.

Lors de l'émission des urines, de vives douleurs se faisaient ressentir au moment où ces matières glaireuses traversaient le canal. Après une consultation qui eut lieu entre mon estimable confrère M. le docteur Civiale et moi, il fut décidé que je ferais administrer au malade plusieurs douches et plusieurs bains d'eau sulfureuse. Pendant les premiers jours de cette médication, les douleurs devinrent un peu plus vives, mais après une quinzaine de douches et autant de bains, l'état de M. Barthe fut considérablement amélioré. Les injections faites tous les deux jours dans la vessie contribuèrent sans doute à cette amélioration.

Je me borne à ce petit nombre d'observations cliniques; elles suffisent pour démontrer l'analogie des eaux d'Allevard et d'Enghien sous le rapport de leurs propriétés médicales et thérapeutiques ; par conséquent, pour compléter cette analogie, je crois avoir ajouté à la démonstration de l'analyse chimique , celle de l'analyse médicale et thérapeutique.

Terminons cet opuscule , en rappelant la pensée que nous avons déjà exprimée (1) : gardons-nous de toute exagération ; celle du doute est tout aussi peu *philosophique* que celle de la conviction. Car dans les discussions que soulèveront encore les questions relatives aux propriétés thérapeutiques des eaux minérales, une masse assez considérable de médecins ne se trouvant pas suffisamment éclairés pour prendre une résolution décisive, ce sont de nouvelles et plus nombreuses observations cliniques qui doivent opérer la conviction dans leur esprit.

(1) Introduction , pag. 8.

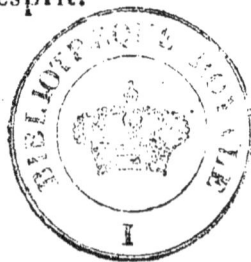

www.ingramcontent.com/pod-product-compliance
Lightning Source LLC
Chambersburg PA
CBHW071415200326
41520CB00014B/3458